DIPLÉGIE BRACHIALE

CONSÉCUTIVE A UNE FIÈVRE TYPHOÏDE.

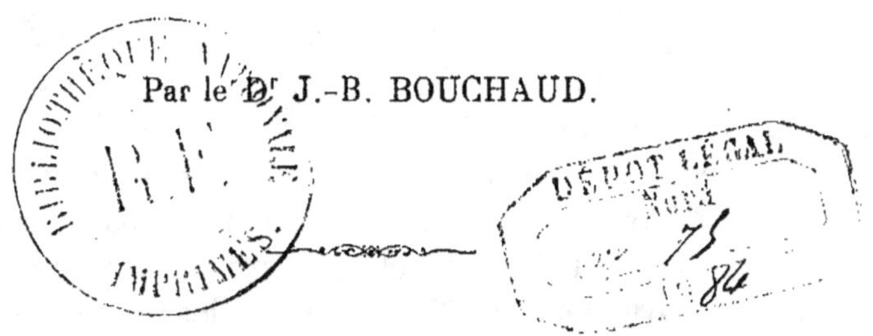

Par le Dr J.-B. BOUCHAUD.

A la suite des maladies aiguës, on observe parfois des troubles de l'intelligence, de la sensibilité et de la motilité. Ce sont des troubles fort rares qui se présentent sous les formes les plus diverses.

De toutes ces complications, les paralysies sont celles qui ont été le mieux étudiées. Elles surviennent surtout à la suite de la diphthérie, plus rarement à l'occasion de la fièvre typhoïde; mais on les rencontre plus souvent dans cette affection que dans les autres maladies, telles que les fièvres éruptives, la dyssenterie, la diarrhée, les affections des voies urinaires, etc.

C'est à Gubler que revient particulièrement l'honneur d'avoir mis en relief l'existence des paralysies consécutives aux maladies aiguës, dans un mémoire très remarqué (1). Il en a démontré et même exagéré la fréquence. D'autres travaux en

---

(1) In *Arch. gén. de méd.* Des paralysies dans leur rapport avec les maladies aiguës et spécialement des paralysies asthéniques diffuses des convalescents.

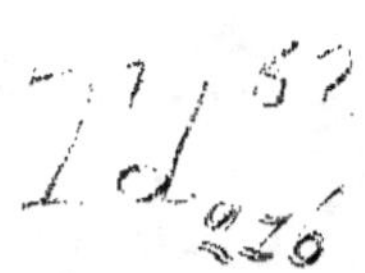

assez grand nombre ont été publiés sur le même sujet ; nous nous contenterons d'indiquer la thèse d'agrégation de M. Landouzy, où tout ce qui concerne cette sorte de paralysie a été longuement exposé (1).

Relativement à la fièvre typhoïde, on peut voir, en consultant ce dernier et excellent travail, que les paralysies véritables sont exceptionnelles, que leur histoire symptomatologique est fort incomplète et, en un mot, qu'un grand nombre de lacunes restent à combler. Que si, en effet, la description des symptômes laisse à désirer, les lésions anatomiques qui les occasionnent sont bien moins connues encore, et c'est par induction, le plus souvent, qu'on a admis tantôt une asthénie générale, tantôt une lésion des muscles ou du système nerveux : cerveau, moëlle, nerfs. Cette ignorance tient à ce que rarement on a l'occasion de les étudier sur le cadavre et que cette étude exige l'emploi de moyens techniques délicats et découverts depuis peu.

Il est à désirer que nos connaissances s'accroissent sous ce rapport ; mais, en attendant, il n'est pas inutile de faire connaître les différentes formes cliniques sous lesquelles ces paralysies peuvent se présenter. C'est ce qui nous a déterminé à publier le fait suivant qui, à plusieurs points de vue, est exceptionnel et offre ce nous semble un certain intérêt.

Dans la plupart des cas où la paralysie est consécutive à une fièvre typhoïde, il s'agit d'une paralysie ou plutôt d'une parésie, limitée parfois à un ou plusieurs muscles, ou à une moitié du corps, mais le plus souvent affectant les membres inférieurs, apparaissant lors de la convalescence et n'ayant qu'une existence passagère. Dans l'observation que nous publions, la paralysie s'est montrée dans le cours d'une fièvre typhoïde, elle s'est localisée aux extrémités supérieures et elle a été complète et durable. — Voici ce fait.

---

(1) Thèse d'agrégation, 1880. Des paralysies dans les maladies aiguës.

Observation. — En octobre 1879, Sophie B..., âgée de 44 ans, tisseuse, se présente à notre consultation, se plaignant de ne pouvoir se servir de ses membres supérieurs et d'être surtout dans l'impossibilité d'ouvrir ses mains, qui restent continuellement fermées.

D'une constitution délicate et un peu nerveuse, sa santé a été assez bonne jusque dans ces derniers temps. Les renseignements qu'elle nous fournit sur sa famille sont sans importance ; incomplets, ils ne méritent pas d'être signalés.

L'infirmité qui nous l'amène et qui remonte à un an environ est survenue pendant le cours d'une fièvre grave et de longue durée.

Le mari, qui est resté constamment près d'elle, nous donne les détails suivants :

C'est à la fin de juin 1877 qu'elle devint souffrante et qu'elle fut obligée de s'aliter. La maladie débuta par de la courbature et de la fièvre, alors que régnait dans la localité une épidémie de ce qu'on désigne dans le pays sous le nom de maladie de quarante jours. Cette maladie n'est autre que la fièvre typhoïde.

Il n'y eut au début ni épistaxis, ni diarrhée, mais plutôt de la constipation. Le mal ayant graduellement augmenté, à la fin d'août elle eut du délire et elle resta dix à quinze jours sans connaissance. La langue était sèche, le ventre balloné, et une diarrhée que rien ne pouvait arrêter persista pendant trois semaines.

Dans le mois de septembre, en cherchant à se soulever dans son lit, à l'aide des mains fléchies et portées en arrière, faisant ainsi porter l'effort sur les extenseurs, elle éprouva une vive douleur aux avant-bras et dès ce moment elle perdit l'usage de ses membres supérieurs. Bientôt après on s'aperçut que les mains étaient fléchies sur les avant-bras, ceux-ci sur les bras, et que l'extension était devenue impossible, ou ne s'accomplissait qu'en s'accompagnant de grandes souffrances.

La durée de la maladie fut longue, celle de la convalescence plus longue encore, de sorte que la guérison se fit longtemps attendre.

Elle fut obligée de garder le lit pendant cinq mois, jusqu'à la fin de décembre, et quand elle put se lever, on remarqua que, outre une maigreur extrême, elle était très affaiblie et qu'elle ne pouvait marcher à moins d'être fortement soutenue. Cependant ses jambes n'étaient pas réellement paralysées, ni contracturées ; au lit elle les remuait parfaitement. Les bras étaient beaucoup plus impuissants ; ils n'avaient recouvré ni leur force, ni leurs mouvements ; la flexion persistait et s'accompagnait d'un peu de raideur, et tout effort pour opérer l'extension des parties fléchies devenait promptement très douloureux. Elle ne pouvait ainsi s'en servir en aucune façon, et le changement de linge était assez difficile pour qu'on fut obligé de fendre sur le devant les chemises qui lui étaient destinées. Elle ne pouvait s'alimenter elle-même et pendant fort longtemps son mari se vit forcé de lui servir les aliments dont elle avait besoin.

L'amélioration s'établit graduellement, mais lentement. Au mois de mars elle pu sortir de chez elle, n'ayant plus besoin que d'un faible appui, et au mois de mai elle commença à porter les doigts à la bouche.

Il ne semble pas qu'il y ait eu ni douleurs spontanées, ni secousses, ou autres mouvements convulsifs dans les membres.

Etat actuel. — B... est très pâle, fort maigre et très faible. Ses règles sont peu abondantes et irrégulières. Elle a généralement peu d'appétit et digère difficilement.

Les deux extrémités supérieures offrent exactement les mêmes caractères. De chaque côté les doigts sont fléchis sur la main et la main est fléchie sur le poignet. Les mouvements volontaires sont très peu étendus et paraissent limités à la flexion. Cependant les quatre derniers doigts peuvent s'écarter un peu les uns des autres. Quant aux pouces, leurs mouvements sont à peu près nuls. L'énergie avec laquelle les fléchisseurs se contractent est très faible. Si on ordonne à la malade de presser sur un dynamomètre, l'aiguille n'atteint que 8^k. Elle est cependant capable d'opposer une certaine résistance à l'extension ; ainsi elle peut porter avec la main des objets assez lourds quand on les suspend à ses doigts à demi fléchis. Il n'existe pas de contracture, aussi quand la main est dans le relâchement, on la ramène, ainsi que les doigts, assez facilement dans une extension à peu près complète, sans provoquer une douleur notable et sans rencontrer une forte résistance.

L'avant bras est dans la pronation, et les mouvements de supination s'opèrent difficilement et incomplétement. Quant aux mouvements du bras et à ceux de l'avant bras, ils paraissent avoir conservé à peu près entièrement leur étendue et leur force.

Si on électrise avec les courants induits les muscles de l'avant-bras, on constate que la contractilité électro-musculaire des muscles de la région antérieure est conservée, quoique amoindrie, et que celle des muscles de la région postérieure a disparu. Quand on électrise les muscles de cette dernière région on ne réussit qu'à faire faire contracter les muscles antérieurs, les muscles postérieurs paraissent insensibles à l'électricité. A la main le courant nè fait naitre que de très légers mouvements à peine visibles.

L'application des courants continus donne des résultats à peu près identiques.

Sauf la sensibilité électro-musculaire qui est considérablement affaiblie, les divers modes de la sensibilité générale sont conservés.

Les muscles sont atrophiés, ceux surtout de la main et de la région postérieure de l'avant-bras. Cette atrophie est diffuse et ne porte pas spécialement sur quelques muscles.

Prescription. — Alimentation tonique, fer, vin de quinquina, etc.; électrisation, au dispensaire, avec les courants induits et les courants continus alternativement.

10 novembre. — Amélioration. Les mouvements sont un peu plus étendus, la force de la fléxion est de 15^k et l'extension se fait mieux. Seul le pouce reste à peu près immobile. Même traitement. La malade vient se faire électriser quatre ou cinq fois par semaine.

25 novembre. — L'amélioration continue. La malade se sert un peu mieux de ses mains. Sous l'influence de l'électricité, les fléchisseurs se contractent avec plus d'énergie et les extenseurs semblent se contracter légèrement.

5 décembre. — Depuis deux jours des douleurs assez vives se sont fait sentir, en s'irradiant de la main vers l'épaule du côté droit surtout. Elles s'accompagnent souvent de crampes pénibles et dans ces cas la main se ferme. Pendant la nuit la malade a été obligée de se lever pour chercher un moyen de calmer ses souffrances. Ces crampes apparaissent, le jour, quand elle veut se servir de son membre, si elle essaye de manger par exemple, et elles disparaissent quand elle garde le repos.

Parfois elle éprouve des crampes semblables aux extrémités inférieures ; les orteils et les pieds se fléchissent involontairement et des douleurs très pénibles se font sentir, non seulement aux pieds, mais encore, à certains moments, aux mollets.

Elle attribue ces phénomènes à l'excitation produite par les courants induits. Déjà auparavant elle avait éprouvé quelques effets à peu près semblables, mais beaucoup moins violents et elle avait suspendu momentanément l'emploi des courants électriques. Nous conseillons des courants continus d'une faible intensité et du bromure de potassium à la dose de 4 grammes.

Le 10 décembre. — Elle n'a pas éprouvé de crampes, elle étend mieux les doigts et la supination se fait bien. Les pouces restent fléchis et peu mobiles.

Le 20 décembre. — Depuis hier elle a eu, mais à un degré moindre que précédemment, de nouvelles crampes aux extrémités supérieures et inférieures, surtout à droite, et elle souffre le long des bras en avant et en dedans; elle tremble même parfois, quand elle fait un mouvement étendu, ainsi quand elle porte quelque chose à sa bouche. — Cesser momentanément l'électrisation et appliquer des ventouses le long du rachis.

26 décembre. — Elle ne souffre plus ; elle n'a pas eu de crampes et elle se sert assez bien de ses mains qui donnent au dynamomètre 20 à 22^k. Quoique les mouvements perdus soient en partie revenus, les fonctions des membres supérieurs sont cependant loin d'être entièrement rétablies.

Malheureusement la malade qui est éloignée de sa famille et dont les ressources sont fort modestes, se voit dans la nécessité de rentrer chez elle et de suspendre, pour un certain temps au moins, un traitement dont les effets sont à son gré trop lents à se réaliser. Une guérison complète est d'ailleurs assez peu probable.

Pour suppléer à l'inertie des extenseurs, nous conseillons alors l'emploi de bandes en caoutchouc et nous en faisons nous-même la première application. A l'aide d'une petite bande placée en arrière de chaque doigt et fixée d'un côté à l'extrémité digitale, de l'autre à un bracelet qui entoure l'avant-bras, au-dessus du poignet, nous réussissons à opérer l'extension des doigts. Le pouce lui-même recouvre ainsi à peu près complétement ses fonctions. De la sorte la malade devient apte à pouvoir exécuter la plupart des travaux de son ménage;

elle se trouve ainsi très satisfaite et elle part avec l'intention de revenir plus tard se soumettre de nouveau à un traitement qui lui a rendu quelques services.

Il ne semble pas douteux que cette malade ait été atteinte de fièvre typhoïde ; l'existence d'une épidémie, un début lent, du délire, de la diarrhée, avec un ventre ballonné, une fièvre intense, une durée fort longue, etc., tout indique que cette opinion est fondée.

Il est moins aisé de se prononcer sur le siège et la nature des lésions qui ont déterminé les accidents que nous venons de décrire, c'est ce que nous avons à rechercher.

Les altérations propres à ces paralysies consécutives à une fièvre typhoïde ne sont pas, en effet, parfaitement connues. Rarement il a été donné de les observer sur le cadavre, soit que l'examen nécroscopique ait fait défaut, soit que les autopsies n'aient pas été pratiquées suivant les procédés qui permettent aujourd'hui de découvrir des lésions délicates, invisibles à l'œil nu.

Le plus souvent c'est par les symptômes qu'on en a soupçonné l'existence et c'est à l'aide des données de la physiologie pathologique qn'on a pu remonter des symptômes aux lésions anatomiques qui les produisent. Étant donné que dans la dothiénenterie les muscles, les nerfs, la moelle et le cerveau peuvent être le siège d'altérations diverses, il était naturel de rapporter les paralysies ou les parésies plus ou moins circonscrites à ces mêmes altérations. Il en devait être de même de la paralysie ascendante, de la sclérose en plaques et autres affections nerveuses de la même nature qui ont été quelquefois observées. Quelques nécropsies d'ailleurs ont démontré que ces assertions étaient fondées.

On s'est demandé cependant si ces lésions étaient constantes et si leur existence était nécessaire pour expliquer toutes les paralysies. Gubler, entr'autres, a admis que dans beaucoup de cas elles pouvaient faire défaut.

— 8 —

Il s'exprime ainsi au sujet de ces paralysies , qu'il appelle
dynamiques : « Les circonstances étiologiques dans lesquelles
ces paralysies dynamiques prennent naissance les font assimiler
à celles qui dépendent de la chlorose, de l'anémie, des épuise-
ments nerveux, et indirectement des causes nombreuses
capables d'amener ces états morbides ; elles se rattachent
directement à la débilité de l'économie, et méritent par là
l'épithète d'*asthéniques*...... elles sont indépendantes de toutes
lésions, même fonctionnelle, des centres et des cordons nerveux... elles méritent la dénomination de *périphériques*, par
opposition à celles qui se rattachent à une lésion des foyers
ou des conducteurs du sentiment et du mouvement... quelquefois circonscrites, elles sont plus souvent reportées sur des
régions étendues ; mais en tout cas chaque point est affecté
pour son propre compte... pour exprimer ce caractère je les
ai nommées *diffuses*..., etc. (1). »

La diplégie que nous avons décrite assurément n'appartient
pas à cette catégorie de paralysies. Serait-elle du genre de
celles que le même auteur a décrites, dans un autre travail (2),
sous le nom de paralysies amyotrophiques ? Dans ce cas, le
système musculaire seul est atteint et l'atrophie en est le caractère essentiel.

Cette sorte de paralysie, par lésion musculaire, a été
admise comme réelle par MM. Hardy et Behier : « Un autre
accident non moins grave, disent-ils dans leur traité de patho-
logie interne, observé pendant la convalescence de la fièvre
typhoïde est cette paralysie qui a été désignée par le professeur Gubler sous le nom de paralysie amyotrophique et qui
semble liée à l'altération musculaire décrite par Zenker (3). »

Si cette manière de voir était fondée, on pourrait attribuer

---

(1) Gubler. *Arch. gén. de Méd*. t. 17, vol 3, p. 364.

(2) Gubler. De la paralysie amyotrophique consécutive aux maladies aiguës.
(*Gaz. méd. de Paris*, 1861.)

(3) Hardy et Behier.

l'impossibilité de marcher dont notre malade était atteinte, au début de la convalescence, à cette espèce de parésie. Elle aurait eu ainsi une paraplégie amyosthénique, en rapport avec une convalescence longue et difficile.

Mais cette faiblesse des membres inférieurs est susceptible de recevoir une autre interprétation, tout aussi satisfaisante. Elle pourrait très bien être attribuée à un état morbide de la moelle. Ainsi M. le professeur Jaccoud, qui admet que les paralysies peuvent dans certains cas dépendre d'une altération des muscles, pense qu'elles peuvent aussi être la conséquence d'une lésion superficielle de la moelle.

Lorsque les paralysies, dit-il, qui apparaissent lors de la convalescence de la fièvre typhoïde « affectent la forme de paraplégie, ce qui est le cas ordinaire, elles sont imputables à une congestion passive, ou à l'infiltration œdémateuse de la moelle et de ses membranes, ou bien encore à l'épuisement persistant des organes d'innervation. Mais dans d'autres circonstances l'inertie motrice n'a pas de distribution régulière ; elle ne porte que sur certains muscles et il convient d'y voir une altération des muscles eux-mêmes, d'une véritable myosite (1). »

Nous ne sommes pas éloigné de croire qu'une lésion médullaire légère a pu donner lieu à l'affaiblissement des membres inférieurs, affaiblissements qui a duré peu de temps et a entièrement disparu. Mais nous ne saurions expliquer de la même manière la paralysie beaucoup plus prononcée et persistante des membres supérieurs. L'intensité de cette paralysie et surtout sa durée supposent une lésion profonde et nullement en rapport avec les altérations superficielles et peu durables auxquelles nous venons de faire allusion.

Ce qui nous porte à émettre cette opinion c'est qu'on a trouvé dans certains cas des lésions beaucoup plus prononcées, soit dans le système musculaire, soit dans le système nerveux.

---

(1) Jaccoud. *Traité de Path. int.*, 5ᵉ édit., t. II, p. 830.

On sait que dans la fièvre typhoïde les muscles subissent une dégénérescence spéciale décrite par Zenker sous le nom de dégénérescence vitreuse et que ces muscles dégénérés sont sujets à des ruptures. — Partant de cette idée, il ne serait pas impossible qu'on soupçonnât un pareil accident quand on se rappelle que, d'après la malade, en faisant un effort, les poignets appuyés sur le lit, elle éprouva une douleur vive et subite aux avant bras et quelle cessa dès ce moment de pouvoir se servir de ces membres. Mais cette opinion ne saurait se soutenir, les muscles des avant-bras ne sont pas ceux où d'ordinaire de pareilles altérations se présentent, et si une rupture avait eu lieu une hémorrhagie en aurait été la conséquence ; cette hémorrhagie se serait révélée par quelques signes, la cicatrisation des fibres rompues aurait laissé quelques traces, enfin quelques parties musculaires seraient restées saines et contractiles.

Dès que la paralysie ne peut ainsi être attribuée à une altération des muscles, on est conduit à supposer une lésion du système nerveux.

L'encéphale est évidemment hors de cause ; on ne saurait en faire dépendre une diplégie brachiale, avec atrophie des muscles paralysés et disparition de la contractilité électrique. C'est donc dans la moëlle ou les nerfs qu'on doit en placer le siège.

On a plusieurs fois observé des paralysies passagères ou durables, assez nettement limitées pour qu'on ait été conduit à les expliquer par des lésions portant sur des troncs nerveux. On a même pu vérifier sur le cadavre l'existence de ces altérations.

Un cas très intéressant sous ce rapport est celui de Bernhardt (1). Lors de la convalescence d'un homme atteint de typhus, survint subitement une paralysie du bras droit cir-

---

(1) Leyden, *Traité clinique des maladies de la moelle*, p. 530, et Buhl, *Zeitschr. f. Biologie*, 1867.

conscrite au domaine du nerf radial. A l'autopsie on trouva le nerf radial sur une étendue de 2 à 3 centimètres tuméfié ct ramolli. Le microscope permit de reconnaître que ce nerf était altéré jusque dans ses ramifications.

Une altération analogue des nerfs radiaux pourrait expliquer la flexion des membres snpérieurs survenue chez notre malade pendant le cours de sa fièvre typhoïde et se. traduisant actuellement par la paralysie des extenseurs des mains et des doigts. Mais, contrairement à ce que nous avons observé, une lésion des nerfs radiaux, assez profonde pour déterminer une paralysie complète des muscles, aurait infailliblement produit des troubles graves de la sensibilité. La paralysie ne serait pas identique aux deux bras et les fléchisseurs auraient conservé une puissance supérieure à celle que nous avons constatée (8ᵏ·).

Nous croyons donc qu'une paralysie non circonscrite, non limitée à la distribution de quelques nerfs, mais diffuse et égale des deux côtés, n'est point le résultat d'une lésion de quelques troncs nerveux, mais l'effet d'une altération de la moelle. Il nous semble qu'une myélite de la partie antérieure de la région cervicale explique beaucoup mieux tous les phénomènes observés.

On a publié un certain nombre d'observations dont les symptômes étaient ceux d'une affection médullaire, et dans certains cas, il a été permis de vérifier à l'autopsie qu'ils étaient en rapport avec des lésions bien déterminées.

Ainsi M. Vulpian a cité un cas où furent observés les signes d'une myélite aiguë survenue pendant la convalescence d'une fièvre typhoïde. (Obs. CXXXVII, cliniq. de Vulpian p. 645).

M. Landouzy a publié un autre cas (*loco cit*. p. 139) de sclérose en plaques, et d'après M. Charcot les lésions systématiques de la moelle, celles surtout qui s'accompagnent de tremblement, seraient assez souvent consécutives aux affections aiguës.

Virchow et Biermer ont rapporté une observation de typhus

avec complication de myélo-méningite constatée à l'autopsie, et chez un typhique, qui avait présenté des phénomènes ataxiques et de l'aphasie, Ebstein a trouvé des foyers scléreux disséminés dans la moelle allongée et en particulier dans le noyau de l'hypoglosse (Leyden). M. Calmette a publié une observation analogue.

Enfin, M. Vulpian vient de publier (*Revue de Médecine*, 10 août 1883) un cas de paralysie des muscles de l'épaule et du bras qu'il attribue à une myélite de la corne antérieure droite.

La myélite est donc un événement possible dans le cours d'une fièvre typhoïde et il est permis de croire qu'il en a été ainsi dans le cas que nous publions.

Nous avons fait remarquer qu'en électrisant les bras de la malade des douleurs et des crampes s'étaient manifestées en même temps aux membres supérieurs et aux membres inférieurs ; de pareils phénomènes nous paraissent indiquer nettement que la moelle est lésée.

L'existence d'une contracture légère au début de l'accident est également favorable à l'idée d'une myélite. La flexion des divers segments des membres supérieurs, qui ne pouvaient sans douleurs et sans difficultés, être remis dans l'extension, est un signe de myélite cervicale, analogue à celle qu'on observe dans la sclérose latérale amyotrophique. La description donnée à ce sujet par M. Charcot est en effet semblable à celle que nous a fournie notre malade.

Voici ce que dit l'éminent professeur (1) : « Les déviations dans la règle sont dues à la contraction spasmodique de certains muscles. Ainsi pour ne parler que du membre supérieur, voici l'attitude qu'il offre habituellement : L'avant-bras est demi-fléchi et de plus dans la pronation, il n'est pas possible de l'amener dans la supination et dans l'extension sans

---

(1) Charcot. *Maladies du syst., nerv.*, t. II, p. 234

employer une certaine force et sans provoquer de la douleur. Il en est de même du poignet qui, lui aussi, est souvent demi-fléchi, tandis que les doigts sont recoquevillés vers la paume de la main. »

N'ayant pas assisté au début de la maladie, nous ne pouvons insister sur les caractères des phénomènes spasmodiques offerts part notre malade, mais nous devons faire remarquer que des phénomènes analogues ont été assez souvent observés. Leyden, en particulier, dit avoir rencontré plusieurs faits de cette nature (1). Habituellement, d'après cet auteur, la contracture apparaît aux membres inférieurs et peut s'étendre aux supérieurs. Elle s'accompagne de parésie et d'hypéresthésie, et généralement elle aboutit à la guérison. Leyden suppose qu'il existe alors une névrite ascendante et que l'inflammation envahit la moelle elle-même. L'absence de troubles de la sensibilité chez notre malade nous empêche d'admettre l'existence d'une névrite.

Une myélite circonscrite nous semble, d'après ce qui précède, plus propre à expliquer le développement et la persistance d'une paralysie, affectant spécialement les deux extrémités supérieures, qu'une névrite portant sur les nerfs ou leurs racines. La contracture ayant disparu et la paralysie ayant persisté, tout en diminuant et en abandonnant le bras pour se localiser aux avant-bras et aux mains, n'est-il pas supposable que la myélite moins prononcée dans les cordons latéraux que dans la partie antérieure de la subtance grise a abandonné les premiers pour se cantonner particulièrement dans cette dernière ?

Une myélite ainsi localisée et limitée paraîtra peut-être difficilement admissible. Elle ne saurait cependant être niée, on en a cité un certain nombre de cas. D'après Leyden, la diplégie brachiale peut être déterminée par des causes fort diverses.

---

(1) Leyden. *Traité clin. des mal. de la moelle*, p. 587.

Elle est due tantôt à une inflammation des racines antérieures, tantôt à une compression de ces mêmes racines par un caillot, dans le cas d'hémorrhagie méningée, tantôt à une compression de la moelle par une tumeur, une fracture ou une luxation, tantôt enfin à une myélite.

A propos de cette dernière affection, Leyden ajoute : « La myélite cervicale s'accompagne parfois d'une paralysie qui est limitée aux deux bras (diplégie brachiale, paraplégie cervicale) ou qui est surtout prononcée aux membres supérieurs. »

Il est en effet reconnu que si l'inflammation reste limitée à la partie antérieure du cordon médullaire, elle ne provoque aucun trouble de la sensibilité et n'affecte que la motilité, surtout celle des membres supérieurs. C'est ce que nous avons observé.

Quant à la prédominance de la paralysie des extenseurs sur celle des fléchisseurs, elle peut être la conséquence de lésions limitées à une région déterminée, ainsi que l'admet l'auteur que nous venons de citer. « Des observations cliniques faites sur l'homme, dit-il, prouvent que les régions de la moelle d'où émanent les nerfs destinés aux extenseurs de la main sont situées plus bas que celles qui fournissent les nerfs destinés aux fléchisseurs. » (Schützenberger) (2). Une pareille localisation est donc possible et doit être, on le comprend, extrêmement rare.

Si nous avions, comme conséquence de ce qui précède, à résumer nos impressions sur le fait que nous venons de faire connaître, nous dirions que l'état de la malade, au début de la convalescence, alors qu'elle ne pouvait se tenir sur ses jambes, ni se servir de ses bras, était la manifestation d'une myélite étendue et diffuse de la partie antérieure de la moelle, avec prédominance des lésions au niveau du renflement cervical. Cet état morbide s'est amendé avec le temps et les

---

(1) Leyden, *loco cit.*, p. 476.
(2) Leyden, *loco cit.*, p. 31.

fonctions des membres inférieurs se sont parfaitement rétablies, comme c'est la règle. Mais la myélite au niveau de
l'origine des nerfs des membres supérieurs, de ceux des extenseurs plus particulièrement, ayant été plus profonde, plus
accentuée, la paralysie qui en a été le résultat n'a point disparu
et semble devoir persister indéfiniment.